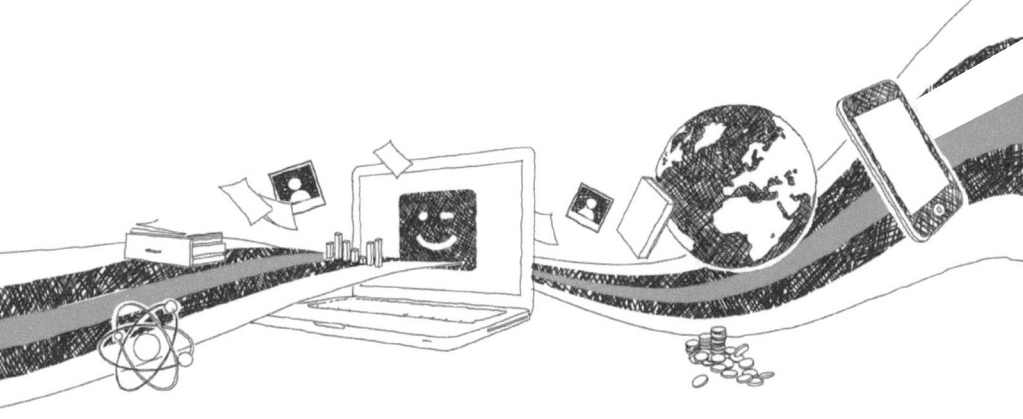
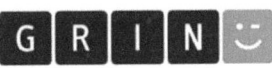

Marco Nikolai

Formen der Versorgung Demenzkranker

Wie ist der aktuelle Stand 2008?

GRIN Verlag

Bibliografische Information der Deutschen Nationalbibliothek:

Die Deutsche Bibliothek verzeichnet diese Publikation in der Deutschen National-
bibliografie; detaillierte bibliografische Daten sind im Internet über http://dnb.d-
nb.de/ abrufbar.

Impressum:

Copyright © 2008 GRIN Verlag GmbH
Druck und Bindung: Books on Demand GmbH, Norderstedt Germany
ISBN: 978-3-640-25254-1

Dieses Buch bei GRIN:

http://www.grin.com/de/e-book/121180/formen-der-versorgung-demenzkranker

GRIN - Your knowledge has value

Der GRIN Verlag publiziert seit 1998 wissenschaftliche Arbeiten von Studenten, Hochschullehrern und anderen Akademikern als eBook und gedrucktes Buch. Die Verlagswebsite www.grin.com ist die ideale Plattform zur Veröffentlichung von Hausarbeiten, Abschlussarbeiten, wissenschaftlichen Aufsätzen, Dissertationen und Fachbüchern.

Besuchen Sie uns im Internet:

http://www.grin.com/

http://www.facebook.com/grincom

http://www.twitter.com/grin_com

Hausarbeit

Wahlpflichtfach Krankenhausmanagement

Formen der Versorgung Demenzkranker: Wie ist der aktuelle Stand?

vorgelegt von

Marco Nikolai

Hochschule Niederrhein
Fachbereich Wirtschaftsingenieurwesen und
Gesundheitswesen
Studiengang Gesundheitswesen – Technische
Medizinwirtschaft

Sommersemester 2008

„Die Verbesserung der Situation von Menschen mit Demenzerkrankungen ist eine gesamtgesellschaftliche Aufgabe, die nur durch das Zusammenwirken von Institutionen des Gesundheitswesens und der Altenhilfe zu lösen ist. "

Malu Dreyer,

Ministerin für Arbeit, Soziales, Gesundheit, Familie und Frauen

des Landes Rheinland-Pfalz

(www.demenz-rlp.de)

Zusammenfassung

Demenz ist eine der häufigsten und folgenreichsten Krankheiten im fortgeschrittenen Alter, an der derzeit deutschlandweit ca. 1,1 Mio. Menschen leiden. Die vorliegende Arbeit untersucht die verbreitetesten aktuellen Versorgungsformen Demenzkranker. Demenzkranke brauchen im alltäglichen Leben eine individuell auf sie abgestimmte Betreuung und Pflege. Die Bildung einer lückenlosen Versorgungskette zwischen ambulanten, stationären und teilstationären Institutionen des Pflege- und Gesundheitsmarktes ist zu diesem Zweck unabdingbar. Innerhalb dieser Kette können verschiedene Versorgungsprobleme oder -lücken auftreten. Diesen ist, durch Schaffung geeigneter Versorgungskonzepte oder mit Hilfe der gesundheitspolitischen Entscheidungsträger, entgegenzuwirken, um Demenzpatienten die Chance auf ein würdevolles Leben zu ermöglichen.

Abstract

Dementia is one of the most and far-reaching diseases of the elderly population. 1.1 million Germans are affected at present. The thesis analyses the most common forms of care for dementia patients. Dementia patients need customized care for their workaday life. The development of a complete care structure between out-patient, in-patient and day care institutions of the nursing and health care market is thus crucial. Different gaps and problems in the care structure might occur. It is necessary to encounter these problems by creating adequate health plans or with political assistance. This offers dementia patients the chance to live a dignified life.

Inhaltsverzeichnis

Abbildungsverzeichnis

Tabellenverzeichnis

Abkürzungsverzeichnis

BMG	Bundesministerium für Gesundheit
DAG	Deutsche Alzheimer Gesellschaft e.V.
DRG	Diagnosis Related Groups
GG	Grundgesetz
ICD-10	Internationale Klassifikation der Krankheiten und verwandter Gesundheitsprobleme (10. Ausgabe)
KDA	Kuratorium Deutsche Altenhilfe
MDK	Medizinischer Dienst der Spitzenverbände der Krankenkassen
Mio.	Millionen
n.d.	neurodegenerativ
vask.	vaskulär
WHO	Weltgesundheitsorganisation

1 VORWORT

Die Brille liegt im Kühlschrank, das Hemd ist falsch herum angezogen, Orientierungslosigkeit im häuslichen Leben oder plötzliche Aggressionsschübe treten auf. Ereignisse dieser Art sind für Demenzkranke und ihre Angehörigen keine Fremderscheinungen, sie passieren alltäglich und unvorhergesehen.

Demenzen sind einige der häufigsten und folgenreichsten psychischen Krankheiten im höheren Alter.[1] Bislang gibt es keine Möglichkeiten das Ausbrechen der Krankheit zu verhindern oder sie zu heilen. Menschen, die an dieser Krankheit leiden, haben meist einen erhöhten Hilfe- und Betreuungsbedarf. Es kann jedoch durch eine angemessene Pflege und Betreuung, medizinische Therapie sowie entsprechende Organisation und bauliche Gestaltung von Einrichtungen sehr viel für die Lebensqualität der Kranken getan werden. Erkrankungen dieser Art bedeuten eine große Belastung für die Patienten[2] sowie für ihre Angehörigen und die Pflegenden im ambulanten/häuslichen und stationären Bereich.

Ziel der vorliegenden Arbeit ist es, einen Überblick über die aktuellen Versorgungsformen von Demenzkranken zu liefern. Nach einer Beschreibung des Krankheitsbildes, sowie der Krankheitshäufigkeit und den Besonderheiten der Pflege (Kapitel 2.1. bis 2.3) werden in Kapitel 2.3.1 die Auswirkungen der gerade in Kraft getretenen Pflegereform im Hinblick auf die Unterstützung Demenzkranker geschildert. Diese bildet die Grundlage der Finanzierung der Versorgungsformen. Kapitel 3 wird die verschiedenen Arten der Versorgung näher erläutern. Es wird neben den altbekannten Formen der häuslichen oder stationären Versorgung ebenfalls ein Blick auf neu geschaffene Wohnformen geworfen. Kapitel 4 fasst die Ergebnisse dieser Arbeit zusammen.

Diese Arbeit soll die Möglichkeiten der Versorgung darlegen, jedoch nicht als Entscheidungshilfe für Angehörige dienen.

---

[1] Vgl. RKI 2005, S. 7

[2] Im Verlauf der Arbeit wird aufgrund der Leserfreundlichkeit auf die weiblichen Bezeichnungen verzichtet. Mit der Verwendung der männlichen Bezeichnung sind immer beide Geschlechter gemeint.

2 DIE DEMENZERKRANKUNG

2.1 Das Krankheitsbild

Der Begriff Demenz steht für eine umfassende Gruppe verschiedener Erkrankungen bei denen die Gedächtnis- und Denkfähigkeit in fortschreitendem Maße abnimmt. Nach ICD-10 – Definition der WHO ist Demenz ein Syndrom als Folge einer meist chronischen oder fortschreitenden Krankheit des Gehirns mit Störung vieler höherer kortikaler[3] Funktionen, einschließlich Gedächtnis, Denken, Orientierung, Lernfähigkeit, Sprache und Urteilsvermögen. Die Dauer der Beeinträchtigungen sollte mindestens sechs Monate betragen.[4]

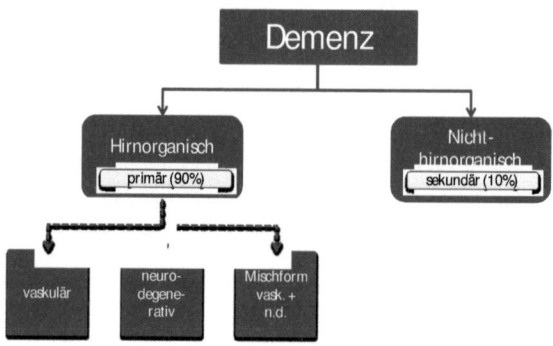

Abbildung 1: Formen der Demenzerkrankung (Quelle: alzheimerinfo.de)

Abbildung 1 zeigt die verschiedenen Formen der Demenzerkrankung. Bei Demenz differenziert man zwischen primärer und sekundärer Demenz. Eine Unterteilung in hirnorganisch und nicht-hirnorganisch ist ebenfalls äquivalent möglich. Primäre Demenzformen, welche in 90% der Fällen auftreten, gliedern sich zusätzlich noch in vaskulär und neurodegenerativ. Bei letzteren handelt es sich um die umgangssprachlich besser bekannte Alzheimer-Krankheit an der ca. zwei Drittel der Erkrankten leiden. Bei dieser Form der Demenz degenerieren die Gehirnzellen ohne äußerlich erkennbare Ursachen während bei der vaskulären Demenz z.B. Durchblutungsstörungen im Gehirn der Auslöser sein können. Im Alter treten häufig Mischformen dieser beiden Arten auf. Die sekundäre Demenz hingegen ist bedingt durch organische Erkrankungen z.B. Hirnverletzung, Arzneistoffe, Alkoholabusus sowie andere Drogen. Durch Behandlung der Grunderkrankung kann bei dieser Form

---

[3] kortikal: in der Gehirnrinde lokalisiert, von der Gehirnrinde ausgehend

[4] Vgl. RKI 2005, S. 7

die geistige Leistungsfähigkeit wiederhergestellt werden. Diese Form tritt jedoch nur in 10% der Fälle auf.[5]

Demenzerkrankungen verkürzen durch multiple Begleiterkrankungen die Lebenserwartung. Ob jedoch die Demenz auch zwingend als Todesursache angesehen werden kann, ist wissenschaftlich und medizinisch noch strittig.[6]

Vom Einsetzen der ersten Symptome an teilt man den Verlauf der Krankheit in drei Stadien ein:[7]

- **Frühes Stadium:** Störungen von Gedächtnis, Orientierung, Denkvermögen und Wortfindung
- **Mittleres Stadium:** zunehmende Orientierungslosigkeit und Einschränkung der Alltagsbewältigung, ausgeprägte Sprachstörungen, Verblassen der Erinnerung
- **Fortgeschrittenes Stadium:** hochgradiger geistiger Abbau, zunehmende Pflegebedürftigkeit und körperliche Symptome

Im Verlauf der Krankheit verstärken sich die Ansprüche an die Pflege und Betreuung der Erkrankten. Die Veränderungen sind aufgrund der eigenen Persönlichkeit und Lebensgeschichte individuell abweichend und können nicht standardisiert werden.

2.2 Häufigkeiten von Demenzerkrankungen

In Deutschland leben derzeit ca. 1,1 Mio. Menschen mit Demenzerkrankung.[8] Demenz ist eine Krankheit, die im fortgeschrittenen Alter zunehmend rasant auftritt.

Altersgruppe in Jahren	Mittlere Prävalenzrate	Geschätzte Krankenanzahl
65 - 69	1,2%	66.000
70 - 74	2,8%	111.000
75 - 79	6,0%	184.000
80 - 84	13,3%	288.000
85 - 89	23,9%	256.000
> 90	34,6%	197.000
Gesamt		1.102.000

Tabelle 1: Prävalenz von Demenz in Abhängigkeit vom Alter in Deutschland, 2007

(Quelle: DAG 2008a; eigene Darstellung)

---

[5] Vgl. alzheimerinfo.de

[6] Vgl. Medizin Medien 2005

[7] Vgl. DAG 2008b, S. 11-12

[8] Vgl. DAG 2008a, S. 1

Die Verteilung der Demenzkranken nach Altersgruppen sowie deren mittlere Prävalenzrate[9] ist in Tabelle 1 dargestellt. In einem Abstand von 5 Altersjahren ist nahezu eine Verdopplung der Krankenziffer von knapp 1% bei den 65-69-jährigen auf fast 35% bei den über 90-jährigen zu erkennen. Infolge des demografischen Wandels innerhalb der Gesellschaft und der damit einhergehenden Alterung der Bevölkerung ist in den kommenden Jahren daher mit einer Zunahme an Inzidenzen[10] zu rechnen. Bei keinem entscheidenden Fortschritt in der Prävention oder Therapie wird sich die Zahl laut Schätzungen bis 2050 mehr als verdoppeln. Sie wird auf über 2,6 Mio. Demenzkranke ansteigen (Tabelle 2):

Jahr	Geschätze Zahl über 65-jähriger in Mio.	Geschätze Zahl der Demenzkranken
2000	13,7	935.000
2010	16,8	1.210.000
2020	18,6	1.545.000
2030	22,2	1.824.000
2040	23,8	2.197.000
2050	23,5	2.620.000

Tabelle 2: Prognose der Zahl Demenzkranker in Deutschland bis zum Jahr 2050

(Quelle: DAG 2008a; eigene Darstellung)

2.3 Betreuung und Pflege

Demenzkranke brauchen eine professionelle, individuelle und krankheitsgerechte Versorgung, die als eine der schwierigsten Aufgaben im Bereich der Pflege alter Menschen gilt. Besonders das nicht vorhersehbare, zeitweise psychisch enorm belastende Verhalten der Pflegebedürftigen stellt eine große Herausforderung dar. Demenziell erkrankte Patienten benötigen neben der Hilfe bei der körperlichen Pflege ein hohes Maß an sozialer Betreuung. Über jeglichem Handeln muss jedoch stets die im GG Art.1, Abs. 1 verankerte Würde des Menschen[11] unantastbar bleiben und geachtet werden. Neben dem Umgang mit den Patienten erfordert auch die Arbeitsorganisation und die Gestaltung der Umgebung ein würdevolles Maß. Die Betreuung und Pflege sollte nicht standardisiert sondern spezifisch auf jeden Patienten zugeschnitten sein, speziell in der stationären Pflege. Zudem muss auch dem wachsenden ökonomischen Druck des Pflege- und Gesundheitsmarktes Stand gehalten werden.

---

[9] Prävalenzrate beschreibt den Prozentsatz der Erkrankten innerhalb der jeweiligen Altersgruppe bezogen auf die Gesamtbevölkerung.

[10] In der medizinischen Statistik gilt die Inzidenz als Maß zur Messung der Neuerkrankungen.

[11] Vgl. Stober 2006, S. 161

Großes öffentliches Aufsehen erregte der im August 2007 veröffentlichte 2. Bericht des MDK zur Qualität in der ambulanten und stationären Pflege. Dort wurde neben generellen Verfehlungen bei der Versorgung von Heimbewohnern, z.b. der Inkontinenzversorgung oder Dekubitusprophylaxe speziell die soziale Betreuung Demenzkranker als defizitär eingestuft.[12]

2.3.1 Auswirkungen der Pflegereform auf die Demenzversorgung

Demenzkranke konnten bis Anfang des Jahrzehntes, aufgrund meist nicht vorhandener körperlicher Einschränkungen, die Leistungen der gesetzlichen Pflegeversicherung nicht in Anspruch nehmen. Erste Verbesserungen dieser Situation, speziell in der häuslichen Versorgung, wurden durch die Einführung von Leistungsbeiträgen für Betreuungsleistungen zum 1. Januar 2002 auf den Weg gebracht. Diese beliefen sich auf bis zu 460 Euro pro Jahr, die von der Pflegekasse entrichtet wurden.

Die zum 1. Juli 2008 in Kraft getretene Pflegereform 2008 beinhaltet zudem weitere Verbesserungen für Demenzpatienten, im Besonderen deren Anspruch auf monetäre Pflegehilfe. Neben generell steigenden Beträgen für ambulante Sachleistungen und das Pflegegeld werden die zusätzlichen Leistungsbeträge für Demenzkranke[13] auf bis zu 2.400 Euro pro Jahr angehoben. Die Höhe des monatlich ausgezahlten Betrages, zwischen 100 Euro (Grundbetrag) und 200 Euro (erhöhter Betrag), ist abhängig vom allgemeinen Betreuungsbedarf. Zudem wird eine neue Pflegestufe eingeführt, um Demenzkranken, die noch nicht die Voraussetzungen für eine Einstufung in die Pflegestufe I besitzen, Anspruch auf einen Betreuungsbetrag zu gewährleisten. Man spricht in diesem Fall von der „Pflegestufe 0".[14]

---

[12] Vgl. MDK 2007

[13] im Gesetzestext als „Pflegebedürftige mit eingeschränkter Alltagskompetenz" bezeichnet

[14] Vgl. BMG 2007, S. 39

3 ARTEN DER VERSORGUNG

Die verschiedenen Schweregrade sowie Ausprägungen der Demenzerkrankung, gleichbe-deutend mit der unterschiedlichen sozialen Situation der Kranken und ihrer Angehörigen verlangen ein differenziertes Angebot, das den jeweiligen Bedürfnissen gerecht wird. Die verschiedenen Versorgungsformen sollen durch zielgerichtete und kommunikative Zu-sammenarbeit eine erfolgsversprechende Versorgungskette für Demenzkranke bilden. Die-se Kette umfasst den ambulanten Bereich, die stationäre Versorgung sowie teilstationäre Angebote.[15] Der nachfolgende Abschnitt liefert eine Übersicht über die verbreitetsten Formen bzw. Konzepte der Versorgung Demenzkranker. Dabei wird zunächst der ambu-lante Bereich bzw. die häusliche Pflege (Kap. 3.1.) beschrieben und nachfolgend die sta-tionäre Versorgung (Kap. 3.2.) inklusive der teilstationären Angebote (Kap. 3.3.) erläutert.

Für die Versorgungsformen von Demenzkranken ist aufgrund der Individualität der Kran-ken keine eindeutige Aussage zu treffen, welche Form bzw. welches Konzept den größten Erfolg mit sich zieht. Dieser ist von unterschiedlichen sozialen und finanziellen Vorausset-zungen sowie dem Verlauf der Krankheit abhängig.

3.1 Häusliche Versorgung

Ein harmonischer Umgang zwischen Pflegenden und Pflegebedürftigen ist eine Grundvor-aussetzung für eine funktionierende häusliche Pflege egal durch wen die Pflege ausgeübt wird.

3.1.1 Versorgung durch Angehörige

Zwei Drittel aller Demenzkranken in Deutschland werden zu Hause und von Angehörigen betreut und versorgt. Das ihnen vertraute häusliche Umfeld oder das Zusammenleben mit Partnern oder Familienmitgliedern bietet die Möglichkeit, Demenzkranke möglichst lange in ihrer „gewohnten" Umgebung zu versorgen. Ihre Persönlichkeit und ihr Selbstwertge-fühl werden dadurch erhalten und gestärkt. Auf der anderen Seite bringt die häusliche Ver-sorgung für die Angehörigen oftmals eine große physische und psychische Belastung mit sich.[16] In vielen Fällen führt die Diagnose „Demenz" dazu, dass der pflegende Angehörige seinen gesamten Tagesablauf, inklusive Beruf, Kinder, Haushalt etc. neu organisieren

---

[15] Vgl. DAG 2008b, S.13

[16] Vgl. DAG 2007, S.49

muss.[17] Dies geschieht alles meist ohne jegliche Vorbereitung. Angehörige haben jedoch erfahrungsgemäß weder die pflegerischen Qualitäten noch das medizinische Hintergrundwissen, um eine bedarfsgerechte Pflege zu gewährleisten. Sie stehen dann in der großen Verantwortung ihrem Vater oder ihrer Mutter gegenüber um deren verbleibenden Lebensjahre würdevoll und so schön wie möglich zu gestalten. Außerdem ist eine einzelne Person zumeist mit den komplexen Aufgaben überlastet. Ihre eigenen Bedürfnisse muss sie der Betreuung unterordnen. Es wird daher versucht die Aufgaben auf mehreren Schultern zu verteilen. Neben dem privaten Umfeld oder durch professionelle Unterstützung von Pflegediensten bzw. Tagespflegeeinrichtungen können dies auch ehrenamtliche Helfer und „Betreuungsgruppen" sein.

3.1.2 Ambulante Pflegedienste

Professionell geführte, ambulante Pflegedienste können eine enorme Unterstützung für Angehörige in der häuslichen Pflege sein. Ihre hohe pflegerische und soziale Kompetenz im Umgang mit den dementen Pflegebedürftigen macht sie zu einem willkommenen Helfer. Die durchgeführten Leistungen müssen prinzipiell von examinierten Pflegekräften durchgeführt werden. Die Mitarbeiter ambulanter Pflegedienste betreuen zumeist mehrere Personen. Die Dauer und Häufigkeit der Besuche kann von mehrmals täglich bis hin zur ganztägigen Versorgung variieren. Ein oder zwei tägliche Besuche, meist vor- und spätnachmittags, sind jedoch die Regel. Nach einem einführenden Hausbesuch werden die durchzuführenden Pflegeleistungen mit den Angehörigen abgeklärt und auf die Belange der Demenzpatienten zugeschnitten. Es besteht die Auswahlmöglichkeit aus verschiedenen Leistungskomplexen. Die Hilfeleistungen können unterschiedlicher Art sein. Sie können sich auf Grundtätigkeiten, wie Hilfe bei der Körperpflege oder dem An- und Auskleiden sein oder sich auch auf den hauswirtschaftlichen Bereich, wie waschen oder einkaufen ausweiten. Die Gabe von Medikamenten, dem Anlegen von Stützstrümpfen oder der Wundversorgung können ebenfalls ein Teil der Hilfe sein. Während diese Leistungen durch die Pflegeversicherung abgedeckt sind, müssen die Kosten für allgemeine Betreuungsleistungen, wie z.B. Spaziergänge oder reines Beaufsichtigen, von den Angehörigen selbst getragen werden.[18]

---

[17] Vgl. DAG 2007, S. 11

[18] Vgl. ebenda, S. 67-70

3.2 Stationäre Versorgung

3.2.1 Versorgung im Krankenhaus

Mit dem größeren Anteil älterer und hochalter Patienten in Krankenhäusern geht ebenfalls eine Zunahme der demenziell erkrankten Patienten einher. Neben der Tatsache, dass in den meisten Fälle nicht die Demenz die Einweisungsdiagnose ist, sondern andere Krankheiten stationär behandelt werden müssen, sind in Krankenhäusern, speziell Allgemeinkrankenhäusern, die räumlichen Voraussetzungen sowie die arbeits- und ablauforientierten Behandlungen und Maßnahmen nicht auf Demenzkranke eingestellt.[19] Durch die leistungsorientierte Abrechnung nach DRG werden die Abläufe innerhalb des Krankenhauses immer mehr gestrafft und können somit nur sehr schwer an die Pflegeanforderungen dementer Patienten angeglichen werden.

Als vorherrschende Probleme sind hier zu nennen[20]:

- diagnostische und therapeutische Maßnahmen können häufig nur eingeschränkt durchgeführt werden (speziell bei der Anamnese sind Ärzte auf Fremdangaben angewiesen)
- erhöhter Zeitaufwand bei der Pflege (z.B. Grundpflege, Nahrungsaufnahme)
- keine Zentralisierung der Demenzpatienten in der Einrichtung
- keine ausreichende Schulung und Sensibilisierung der Mitarbeiter im Umgang mit dementen Patienten
- räumliche Ausstattung der Krankenzimmer
- vorschnelle Fixierung bzw. Sedierung als Folge der Hilflosigkeit im Umgang
- keine vertrauten Bezugspersonen für die Patienten durch arbeitsteilige Pflegeorganisation

Speziell aus dieser Vielzahl von Gründen gehören (Allgemein-) Krankenhäuser zu den Einrichtungen, die für die Versorgung von Demenzkranken nur schwer geeignet sind. Es muss dort versucht werden, eine verständnisvolle und demenzspezifische Betreuung zu schaffen. Da dies speziell aus leistungsökonomischen Gründen oder fehlender gerontopsy-

---

[19] Vgl. DAG 2008b, S. 16

[20] Vgl. Harms/Bigalke 2007, S. 258-260

chiatrischer[21] Kompetenz nur schwer möglich erscheint, sollten (Allgemein-) Krankenhäuser nur als kleiner Teil der Versorgungskette fungieren, um einen Pflegeerfolg nicht zu gefährden. Eine Einweisung sollte demnach nur aus anderer medizinischer Indikation als der Demenz erfolgen und die Verweildauer möglichst gering gehalten werden.

Bei der Darstellung der Versorgung in Krankenhäusern muss jedoch noch ein Blick speziell auf psychiatrische Krankenhäuser gelegt werden. In diesen Institutionen werden Demenzkranke kurzfristig zu Diagnosezwecken aufgenommen oder zur Behandlung von Verhaltensstörungen (z.b. Wahn oder Unruhe) versorgt. In diesen Institutionen sind neben der fachlichen gerontopsychiatrischen Kompetenz auch spezielle Abteilungen zur Versorgung und Pflege der dementen Patienten vorhanden.[22] Gleichwohl haben psychiatrische Krankenhäuser ebenfalls mit einem Teil der o.g. Versorgungsprobleme zu kämpfen.

3.2.2 Altenpflegeeinrichtungen

Ein Umzug aus der gewohnten Umgebung in eine Alten- oder Pflegeeinrichtung wird meist nur dann in Betracht gezogen, wenn eine bedarfsgerechte Versorgung im häuslichen Umfeld nicht mehr möglich ist. Demenz ist mit ca. 60 % der Neuaufnahmen in den letzten Jahren immer mehr zu der mit Abstand häufigsten Ursache für eine Heimaufnahme geworden. Aus dieser Entwicklung heraus lässt sich konstatieren, dass mittlerweile etwa zwei Drittel der Bewohner von Pflegeeinrichtungen an einer Form von Demenz leiden. Altenpflegeheime besitzen die Aufgabe, einen Raum zu schaffen, der dementen Patienten die Möglichkeit bietet, trotz ihrer kognitiven und motorischen Defizite, die ihnen verbleibende Lebenszeit in Würde zu erleben. Demenzkranke haben andere Bedürfnisse als die übrige, nicht demente, Bewohnerschaft. Vor allem durch eine gestörte Wahrnehmung sind Demenzkranke insbesondere auf gut sichtbare Orientierungshilfen, wie Infotafeln oder großen, nicht digitalen, Uhren angewiesen. Es sollen so viele Informationen in der dezent möglichsten Form vermittelt werden.[23]

---

[21] Die Gerontopsychiatrie ist eine Disziplin der Psychiatrie, die sich mit der Diagnostik, Therapie und Erforschung von psychiatrischen Erkrankungen im Alter beschäftigt.

[22] Vgl. DAG 2008b, S. 16

[23] Vgl. ebenda, S. 29

Durch den stetig wachsenden Anteil an dementen Heimbewohnern sind viele Einrichtungen und Träger folglich gezwungen, geeignete Versorgungskonzepte für diese Personengruppe zu entwickeln. [24]

3.2.3 Hausgemeinschaften und Wohngruppen

Der Begriff „Hausgemeinschaft" bezeichnet allgemein, das gemeinsame Wohnen von nicht miteinander verwandten Menschen, die sich ein Haus teilen, innerhalb dessen sie individuell ihre eigene Wohnung nutzen können. Diese Form der stationären Versorgung gehört zu den Neuesten. Sie wurde Ende der neunziger Jahre vom KDA[25] als „vierte Generation des Pflegeheimbaus" charakterisiert. Dieses Konzept kann generell bei allen Bewohnern von Altenpflegeinstitutionen angewandt werden, unabhängig von einer Demenzerkrankung.

In Hausgemeinschaften sind sechs bis acht Pflegebedürftige untergebracht. Der bauliche Charakter ist schlicht und zurückhaltend orientiert und soll daher die Atmosphäre eines „normalen" Wohnungsbaus widerspiegeln. Die dementsprechend geschaffene häusliche Umgebung soll den Bewohnern ein geborgenes Gefühl liefern. Die Bewohner haben separate Zimmer inklusive Duschbad. Die Zubereitung der Mahlzeiten erfolgt gemeinsam in einer Küche im Wohn- und Essbereich. Die enge Beziehung zum Alltag bzw. der Normalität soll somit gelebt werden. Die Haushaltsführung erfolgt arbeitsteilig und dezentral. Die Bewohner sollen so selbstständig wie möglich den Haushalt führen. Bei allen durchgeführten Tätigkeiten ist jedoch stets eine ausgebildete Pflegekraft helfend zur Stelle. Sie hält sich kontinuierlich in der Hausgemeinschaft auf, strukturiert und gestaltet den Tagesablauf und dient als ständiger Ansprechpartner und Bezugsperson. Von ihr werden neben der hauswirtschaftlichen Kompetenz auch Qualitäten im sozialen und organisatorischen Bereich verlangt.

Hausgemeinschaften entwickeln ein hohes Maß an Eigendynamik und bieten dem Demenzkranken zudem eine Versorgung, die an der alltäglichen Lebensführung orientiert ist.[26]

Ein beispielhaftes Modell für eine Hausgemeinschaft zeigt die folgende Abbildung 2. Man erkennt die abgegrenzten Schlafbereiche sowie den Küchenbereich und Gruppenraum.

---

[24] Vgl. DAG 2008b S. 87-88

[25] Das Kuratorium Deutsche Altershilfe entwickelt neue Konzepte und Modelle für die ambulante und stationäre Altenhilfe und ist bestrebt diese zu fördern und zu realisieren.

[26] Vgl. DAG 2008b, S. 89-91

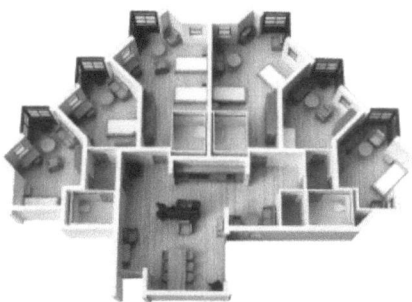

Abbildung 2: Modell einer Hausgemeinschaft für 8 Personen mit Küchenbereich und Gruppenraum
(Quelle: BMG 2000, S.10)

Laut Veröffentlichungen des KDA sind bereits eine Reihe von Hausgemeinschaften in Deutschland errichtet bzw. bestehende Häuser dementsprechend umgestaltet worden. Bei Wohngemeinschaften ist die räumliche Gestaltung zunächst an die der Hausgemeinschaften angelehnt. Wohnlichkeit und Alltagsnähe stehen auch hier im Vordergrund. Dies wird durch krankheitsangemessene Arrangements, wie z.b. hohe Beleuchtungsstärken, Orientierungshilfen oder ausreichender Bewegungsraum, ergänzt. Im Gegensatz zu den Hausgemeinschaften ist der Tagesablauf nicht gemeinschaftlich durchstrukturiert. So steht auch nicht die gemeinsame Haushaltsführung im Mittelpunkt, sondern die Begleitung und Aktivierung der Demenzkranken, wie z.b. durch Musiktherapie oder Erinnerungspflege[27]. Durch die resultierenden Erfahrungen mit diesem Konzept wurden weitere Entwicklungen, Differenzierungen und inhaltliche Präzision auf den Weg gebracht.

Diese speziellen Wohnformen haben in den letzten Jahren auch international einen immer höheren Stellenwert erlangt. So zeigen sich positive Erfahrungen z.b. auch in Großbritannien, den USA, Schweden, Frankreich oder den Niederlanden.[28]

---

[27] Erinnerungspflege bedeutet, dass Demenzpatienten von Pflegekräften an ihren noch vorhandenen Fähigkeiten erinnert werden sollen, um dadurch die Persönlichkeit zu stärken.

[28] Vgl. DAG 2008b, S. 91

3.2.4 Pflegeoasen

Pflegeoasen sind ein neues Versorgungskonzept und für Menschen mit fortgeschrittenem Demenzstadium konzipiert worden. Die Betroffenen sind neben ihrer körperlichen Mobilität seelisch enorm beeinträchtigt und somit auf ständige Unterstützung im alltäglichen Leben angewiesen. Die Kommunikationsfähigkeit ist stark eingeschränkt. Dadurch ist es für die Pflegenden eine große Herausforderung, die Wünsche und Bedürfnisse der Demenzkranken richtig zu deuten. In Pflegeoasen sind, analog zur Hausgemeinschaft, sechs bis acht Bewohner untergebracht. Der Unterschied besteht jedoch darin, dass die Bewohner keinen abgetrennten Raum für sich haben, sondern in einem großen, offenen Raum zusammenleben. Über den gesamten Tag hinweg ist in diesem Raum eine Pflegekraft präsent und steht den Patienten somit als ständige Bezugsperson zur Seite. Diese Form der Pflegeorganisation ist in gewöhnlichen Pflegeheimen nicht möglich. Die Kontaktzeiten zwischen Bewohner und Pflegekraft sind dort oft durch anderweitige Tätigkeiten nur sehr begrenzt und die Bewohner sind über unregelmäßig große Zeiträume alleine in ihren Zimmern, sofern kein persönlicher Besuch anwesend ist. Mit diesem neuen Konzept wird versucht, diesen Problemen Abhilfe zu schaffen.[29]

Vor zehn Jahren wurde in Wetzikon, in der Schweiz, die erste Pflegeoase eingerichtet. Dort ist das Konzept der Pflegeoasen seitdem etabliert. In Deutschland ist dieses Konzept noch ein Streitthema, besonders aufgrund der Tatsache, dass nach deutscher Gesetzgebung eine Ausnahmegenehmigung zum Betrieb erforderlich ist.[30]

Aufgrund fehlender Auswertungen ist eine abschließende Beurteilung dieses Konzeptes zum Zeitpunkt dieser Arbeit noch nicht möglich.

3.3 Teilstationäre Versorgung

Die teilstationäre Versorgung ist eine Mischung aus stationärer und ambulanter Pflege. Sie kann vielen Pflegebedürftigen den Umzug in Heime ersparen. Gleichzeitig ermöglicht sie pflegenden Angehörigen ihren eigenen Alltag nicht komplett auf die Pflege abzustimmen. Somit können Angehörige an Werktagen ihrem Beruf nachgehen und nach dem Rücktransfer der Angehörigen sich wieder der häuslichen Pflege widmen.[31] In teilstationären Einrichtungen werden Pflegebedürftige tagsüber, bis zu acht Stunden, von professionellen

---

[29] Vgl. DAG 2008b, S. 93-94

[30] Vgl. ebenda

[31] Vgl. Netdoktor 2007

Pflegekräften versorgt. Die Patienten werden morgens von einem Fahrdienst zu Hause abgeholt und nachmittags zurückgebracht. Das Angebot der Tagespflege ist eine besonders geeignete Form der Unterstützung älterer Menschen, welche mehr Begleitung im Alltag oder allgemeine Pflege benötigen.[32]

Die teilstationäre Versorgung ist deutschlandweit gerontopsychiatrisch bisher lediglich auf die Tagespflege begrenzt.

Da viele Demenzpatienten auch in der Nacht zur Unruhe neigen und ein gestörtes Tag-Nacht-Empfinden haben, ist eine Ausweitung jedoch in solch einer Pflegeform wünschenswert, gerade um pflegenden Angehörigen die notwendige Nachtruhe zu liefern.

4 FAZIT

Diese Arbeit zeigt die Vielzahl verschiedener Formen der Versorgung Demenzkranker in Deutschland. Grundsätzlich ist festzuhalten, dass es nicht die eine „richtige" Lösung gibt, sondern die Betreuung und Pflege individuell auf die Bedürfnisse und Voraussetzungen der Patienten und Angehörigen abgestimmt sein muss.

Durch den demografischen Wandel hin zu einer alternden Gesellschaft mit steigendem Demenzrisiko gilt es in Zukunft die defizitären Versorgungsformen zu verbessern sowie die funktionierenden Konzepte weiter zu perfektionieren. Führend hierfür sind die Schaffung von Wohn- und Hausgemeinschaften und Pflegeoasen zu nennen. Diese, größtenteils speziell auf Demenzpatienten ausgerichteten Formen sollten in Zukunft vorherrschend zu finden sein, da sie auch international den Durchbruch in der Versorgung erlangt haben. Ebenso die gerade rechtswirksame gewordene Pflegereform mit den steigenden Leistungsbeiträgen für Demenzpatienten bildet einen ersten Schritt hin zur Verbesserung der Situation.

Die Demenzerkrankung wird folglich mehr ins öffentliche Interesse gerückt um so der Gesellschaft verständlich zu machen, dass sich niemand vor dieser Erkrankung schützen kann, es jedoch mannigfaltige Versorgungsformen gibt, die das Leben mit Demenz würdevoll gestalten.

---

[32] Vgl. DAG 2007, S. 72

LITERATURVERZEICHNIS

Alzheimerinfo.de [Alzheimerinfo]:
Formen der Demenz,
http://www.alzheimerinfo.de/alzheimer/formen
Zugriff am 3.8.2008

Bundesministerium für Gesundheit [BMG 2007]:
Gesetzesentwurf - Entwurf eines Gesetzes zur strukturellen Weiterentwicklung der Pflegeversicherung, Berlin, 2007
http://www.bmg.bund.de/cln_110/SharedDocs/Downloads/DE/Neu/Pflegereform_
Gesetzesentwurf,templateId=raw,property=publicationFile.pdf/Pflegereform_Geset
zesentwurf.pdf
Zugriff am 27.8.2008

Bundesministerium für Gesundheit [BMG 2000]:
Hausgemeinschaften – Die vierte Generation des Altenpflegeheimbaus,
Köln, 2000
http://www.kda.de/german/download/detail.php?id_dl_dl=28
Zugriff am 26.8.2008

Bundesministerium für Gesundheit [BMG 2008]:
Gut zu wissen - das Wichtigste zur Pflegereform 2008, Berlin, 2008
http://www.bmg.bund.de/cln_110/SharedDocs/Publikationen/DE/Pflege/BMG-P-
07054,templateId=raw, property=publicationFile.pdf/BMG-P-07054.pdf
Zugriff am 27.7.2008

Demenzkampagne Rheinland-Pfalz:
Startseite der Homepage, Mainz, 2008
http://www.demenz-rlp.de/
Zugriff am 9.9.2008

Deutsche Alzheimer Gesellschaft [DAG 2008a]:
Das Wichtigste 1 - Die Epidemiologie der Demenz, Berlin, 2008,
https://www.deutsche-alzheimer.de/fileadmin/alz/pdf/factsheets/FactSheet01.pdf
Zugriff am 19.7.2008

Deutsche Alzheimer Gesellschaft [DAG 2008b]:
Stationäre Versorgung von Demenzkranken, 6. Aktualisierte Auflage, Berlin, 2008

Deutsche Alzheimer Gesellschaft [DAG 2007a]:
Ratgeber häusliche Versorgung Demenzkranker, 2. Aktualisierte Auflage, Berlin,
2007

Harms, Elke und Bigalke, Silvia [Harms/Bigalke 2007]:
Achtung! Patient mit Demenz! Teil 1, in: Die Schwester Der Pfleger, 46.Jhg.,
Heft 03/07, 2007, S. 259 – 261, Bibliomed Verlag, Melsungen, 2007

Medizin Medien Austria [Medizin Medien 2005]:
Demenz und Todesursache. Signifikante Unterschiede,
Wien, 2005
http://www.medizin-medien.info/dynasite.cfm?dssid=4171&dsmid=64523
&dspaid=493624
Zugriff am 20.8.2008

Medizinischer Dienst der Spitzenverbände der Krankenkassen e.V.[MDK 2007]:
2. Bericht zur Qualität in der ambulanten und stationären Pflege, Essen, 2007

Netdoktor.de [Netdoktor 2007]:
Teilstationäre Pflege
http://www.netdoktor.de/alter-pflege/teilstationaere-pflege.htm
Zugriff am 1.9.2008

Robert Koch Institut [RKI 2005]:
Gesundheitsberichterstattung des Bundes, Heft 28 – Altersdemenz, Berlin, 2005,
http://www.rki.de/cln_012/nn_226040/DE/Content/GBE/Gesundheitsberichterstattu
ng/GBEDownloadsT/altersdemenz,templateId=raw,property=publicationFile.pdf/al
tersdemenz
Zugriff am 15.8.2008

Stober, Rolf [Stober 2006]:
Wichtige Wirtschaftsverwaltungs- und Gewerbegesetze, 18. erweiterte Auflage,
NWB-Verlag, Herne/Berlin, 2006